同济大学本科教材出版基金资助

实用医患沟通手册

主编　郭佳林　汪　浩

U0349722

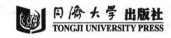

同济大学 出版社
TONGJI UNIVERSITY PRESS

内容提要

本书共四章,分别阐述了医师的职业素养与医患沟通的关系;医患沟通的基本技能;如何告知患者坏消息、如何与传染病患者沟通、如何面对难缠的患者以及如何树立全员公关的意识;最后探讨了医患沟通时如何运用心理学的知识并介绍了如何运用巴林特小组来提高医师的医患沟通能力。

本书适用于医学本科生、住院医师以及接受继续医学教育的临床医务人员和管理人员阅读。

图书在版编目(CIP)数据

实用医患沟通手册 / 郭佳林,汪浩主编. --上海:同济大学出版社,2019.9

ISBN 978-7-5608-8617-6

Ⅰ.①实… Ⅱ.①郭… ②汪… Ⅲ.①医药卫生人员—人际关系学—手册 Ⅳ.①R192-62

中国版本图书馆 CIP 数据核字(2019)第 201146 号

实用医患沟通手册

郭佳林　汪　浩　**主编**

责任编辑　赵　黎　　**助理编辑**　朱涧超
责任校对　徐逢乔　　**封面设计**　陈益平

出版发行　同济大学出版社　　www.tongjipress.com.cn
　　　　　　(地址:上海市四平路 1239 号　邮编:200092　电话:021-65985622)
经　　销　全国各地新华书店
排　　版　南京月叶图文制作有限公司
印　　刷　常熟市大宏印刷有限公司
开　　本　890mm×1240mm　　1/32
印　　张　3.125
字　　数　84 000
版　　次　2019 年 9 月第 1 版　　2019 年 9 月第 1 次印刷
书　　号　ISBN 978-7-5608-8617-6

定　　价　18.00 元

编委会名单

顾 问

万小平 杨新潮 左 瑛 蒋超瑛

主 编

郭佳林 汪 浩

副主编

张胜利

编 委

郭佳林 汪 浩 张胜利 吴琪玮 董一诺

郭 城 鲁成朴 吴宇兴 王 琛 张 蕾

前　言

　　正如英国著名的医学家、精神分析大师巴林特先生所说:"医疗的中心总是患者与医师的人际关系",因此,临床沟通能力的培养是医学教育中非常重要的一部分。民众眼中的好医师一定是尊重患者、敬畏生命,恪守"患者至上"。希波克拉底将医患关系比作师生关系:"我将像对待父母一样对待那个传授给我知识的老师。"所以,医师应当对每个患者都有感恩和尊重之心。比如:我们在接诊时,要主动向患者介绍自己,而不是直接问"你哪儿不舒服"。我们在病区遇到自己的患者时,要主动打招呼;我们在给患者检查身体后,也要向患者说声"谢谢"。我们要感谢每一位患者,谢谢他对我们的信任,谢谢他给了我们一个实践临床治疗的机会。

　　20世纪60年代,欧美国家就已经开始反思医学的使命。"今天的医患冲突是社会对生物医学模式不满的反应。只有医学完成了向"全人"医学模式的转变,将工作重心从"病"转移到"人",医患关系才有可能从根本上得到改善。在"全人"医学模式下,医师必须时刻铭记"帮助患者"。也只有"帮助患者",才会让我们获得比"治病救人"更持久、更强烈的成就感和幸福感。随着"学习型患者"的增多,他们会比以往更需要医师的帮助、安慰和宣传教育。强烈的期望与残酷的现实使患者常常对医师感到失望。

现代医学模式是20世纪70年代以后建立起来的一种全新的医学模式。这种医学模式从生物—心理—社会的水平上认识人的健康和疾病,反映了医学技术的进步,从更高层次上实现了对人的尊重,标志着医学道德的进步。生物—心理—社会医学模式更加重视人的社会生存状态,从生物与社会结合的角度理解人的生命、健康和疾病。

2003年,同济大学吴文源教授和德国弗莱堡大学魏尔辛(Wirsching)教授,举办了中德心身医学基本技能培训班,德国教授把生物—心理—社会医学模式指导下的以患者为中心的沟通模式引入到中国。通过他们的培训,使我们认识到在医患沟通中医师的态度和与患者沟通的方式起着至关重要的作用。巴林特先生指出:"在医疗实践中使用最频繁的药物是医师本身,即不仅瓶装或盒装的药片是药物,医师给患者开药的方式也是'药',实际上,药物开出和患者接受的整个气氛是有'药效'的。"

本书从理论上阐述了医患沟通的基本理论,并通过案例讲解实用的理论模式,为临床医师提供了切实有用的指导。本书的第一章中,我们阐述了医师的职业素养与医患沟通的关系。在医师的职业素养中,医师的沟通能力是一个非常重要的临床能力。我们还阐述了医患关系和医学伦理的关系。良好的医患沟通首先要基于伦理的要求,我们要尊重患者的自主权,要公正地对待患者,要从对患者有利的角度为患者提供帮助。在第二章中,我们重点介绍了医患沟通的基本技能。在医患沟通中,我们不但要重视我们的语言沟通能力,还要重视我们的非语言沟通能力。我们还简要地介绍了生物—心理—社会的沟通模式、BATHE 模式、如何高效问诊的模式、RICE 模式,介绍了在综合诊治过程中的沟通技巧,以及对倾听的建议,也提供了若干在运用以患者为中心沟通模式中的建议。在第三章,我们主要介绍了如何告知患者坏消息的一些技巧,还有如何与传染病患者沟通,如何面对难缠的患者,以及医院所有员工必须树立的公关意识。在第四章中,我们探讨了医患沟通时,如何从心理学角度了解患者的心理,并且运用心理学的一些技巧来改善我们的医患关

系。最后介绍了如何运用巴林特小组来提高我们医
务人员的医患能力。

本书为本科生、住院医师或者接受继续医学教
育者提高沟通技巧的教材，也非常适用于临床一线
的医务人员。我们热切地希望学习者通过阅读本书
来补充实践培训，但是我们也要强调，阅读本身不能
代替实践学习。知识本身不会改变学习者在接诊中
的行为，而是需要将基于知识的方法运用到实践中。
然而，知识确实能让学习者更充分地了解每个技巧
所涉及的内容及其背后的问题；知识也确实能够启
迪人们理智地理解并极大地扩展技巧的运用，并帮
助我们探索自我的人格和态度。

主　编

2019 年 5 月 22 日

目　　录

第一章

医患沟通的理论与现状

第一节 医师职业素养内涵

　　医师职业素养(medical professionalism)这一概念是在 1994 年由美国内科医学委员会(American board of internal medicine，ABIM)正式提出的。ABIM 通过"职业素养"项目，明确阐述了职业素养包含的要素：人道主义、利他主义、职责和服务、诚信和专业水平等方面，并希望借此达成以下目标：①定义职业素养；②提高职业素养意识；③培训职业素养；④开发适合住院医师等培训期的评估。而后，国际医学教育专门委员会(Institute for International Medical Education，IIME)颁布了"全球医学教育最低基本要求(GMER)"，指出世界各国医学院校培养的医师都必须具备的基本素质，共包括 7 个领域，6 条标准。其中在医师职业素养内容构成方面包括医学知识、临床技能、职业态度、行为和职业道德等。古往今来，伴随着医学的发展历程，医师职业素养被不同的个人和组织强调的内涵要素有所差异。

　　古希腊的《希波克拉底誓言》是西方医学最早的行医

规范和道德要求。中国唐代著名医学家孙思邈在《备急千金要方》中著有"博极医源精勤不倦""普同一等,一心赴救""医人不得恃己所长,专心经略财物"等,作为医师应具备的道德素质和行为,明清时期,医家对医疗过程中医患关系以及医患沟通的态度、观念也有不同的论述,如"医家五戒十要""习医规格""庸医箴""不失人情论""良医格言"等,都提出了医者应具备仁义慈悲之心的职业思想和以人为本、博学精业、不追逐名利等具体的诊疗行为规范。

近现代以来,职业素养的概念得到不断丰富和发展。在美国纽约东北部的撒拉纳克湖畔的一块墓碑上,镌刻着著名医师特鲁多的名言:"sometimes cure; usually help; always comfort(有时治愈;常常帮助;总是安慰)"。这段话值得每个医师学习和实践一生。生命的复杂性和医学科学的局限性使我们无法治愈所有的疾病,有时我们能够给患者提供的帮助也是有限的,但是医师给患者的安慰是无限的,任何时候,医师都能给患者带来温暖。中国小儿外科创始人张金哲教授将医师的医德修养分为三类。第一类为品德修养,表现在爱、敬、谦、诚四个方面。即医师对患者爱,对家属敬,对同事谦,对工作诚。第二类为行为修养,表现在言、行、风、貌四个方面。即医师要做到言必行、行必果、风必正、貌必亲。第三类为技术修养,表现在读书、练功、交流三个方面。即医师要读书掌握最新信息、苦练基本功、完善技术、善于交流,这些内容很好地总结了作为医者所要达到的思想境界。

总体而言,医师职业素养是包含了医疗专业知识及技能、医患沟通、个人品德、医德等方面综合素质的体现,医患沟通技能作为职业素养的重要组成部分,是医者品德、学识、技术、经验的高度浓缩,是医方在与患者本人、亲属甚至朋友等组成的群体之间在信息、情感、行为等方面的交流,是建立和谐医患关系的有效途径。

第二节 医患关系的内涵与特征

医疗活动中最基本的关系单位——医患关系是贯穿整个医疗活动始终的核心。著名医史学家西格里斯曾说过:"每一个医学行动始终涉及两类人:医师和患者,或者更广泛地说,医学团体和社会,医学无非是这两群人之间的关系。"所以,医患关系是指医务人员一方以及患者和其社会关系为另一方,在诊疗过程中产生的特定人际关系。狭义的医患关系,是特定医师与患者之间相互关系的专门术语。广义的医患关系是指以医师为主的群体(医疗者一方)与以患者为中心的群体(就医者一方)在治疗或缓解疾病过程中所建立的相互关系。在此,"医"包括医师,也包括护理、医技人员、管理和后勤人员等医疗群体;"患"包括患者,还包括与之有关联的亲属、监护人、单位组织等。尤其是患者失去或不具备行为判断力时(如昏迷休克的患者、婴儿等),与患者有关的人往往直接代表患者的利益。但是,对医患关系内涵的认识还远不能停留于此。更广泛地说,医患关系中的"医"方应包括一切与医疗活动有关的人员及组织,如卫生行政部门及医疗卫生政策的制定者、临床科研工作者等。因为医疗卫生政策的制定和实施,直接关系着医疗活动的重点及卫生资源的分配和投入,影响着医疗卫生事业的发展方向及患方的健康利益。医患关系中的"患"方,也未必就是患有疾病者或其亲属及代理人,也应包括健康者,因为有求医行为的人或者说到医院的求医者未必就是身患疾病者,如参加正常体检者、进行产前诊断的孕妇、接受预防疫苗接种的儿童、婚前检查者等,都不是真正的患者,但相对于医务人员而言,他们可统称为患者。因此,"医"与"患"是相对而言的,我们可以把以医师为主体的、与从事医疗实践活动有关的一方称为"医方",把以"患者"为中心的、与求医行为有关的一方称为"患方"。

医患关系是一种特殊的人际关系,既具有一般人际关系的交往共性(如选择性、对流性和开放性、多层次性、互补性和协调性等),同时也具有特殊性。其特殊性表现在以下几个方面。

第一,目的的专一性。医患交往与一般的人际交往不同,它本身不仅具有明确的目的性,而且表现出高度的专一性。尽管医患交往的形式、层次多种多样,但其目的只有一个,即为了诊治疾病,确保机体的健康。

第二,地位的不平衡性。在医患关系中,由于患方存在着医疗知识拥有上的不平等,始终处于不利的地位。医方在其中担当主导的角色,常常处于下命令的地位;患方为了治病就必须服从医方的指令。

第三,特殊的亲密性。患者在求医的过程中,出于诊治的需要,可能会将一些从来没有告诉过任何人的隐私、秘密等告诉医者,对医者(无论首次接触与否)表现出高度的信任。医者也会以诊治疾病为根本,认真听取患者与疾病有关的隐私和秘密,从而构成了医患之间特殊的亲密关系。

第四,选择的不对等性。救死扶伤,防病治病,是对医务人员和医疗单位提出的道德要求。在医疗过程中,医方应当平等地对待所有的患者,一视同仁。但是,患者对医方却有较大的选择权,患者可以根据自己的病情、经济状况、对医方的了解程度等选择不同的就医单位,这不仅是对患者基本权利的尊重,也有利于促进广大医务人员及医疗单位医疗技术水平和医德水平的提高。

第五,情感的中立性。心理学研究表明,在一定范围内,情感增加,解决问题的效率也随之增加。因此,在临床中,如果医师对患者的情感不够投入,缺乏应有的关心和热情,势必会影响其诊断效果。但是当超过一个最高点时,情感强度的提高反而会造成解决问题能力的降低。因此,如果医师对患者的情感过于强烈,亲情关系过于密切,以情用事,也会产生一定的负面结果。例如,医师给自己的亲属诊治,往往顾虑重重,想医治完美反而容易导致过失。

医患关系在本质上是一种信托关系,患者的求医行为本身就是对医者的信任,患者相信医师会把他的健康利益放在优先地位,而不是把医师本人的利益放在优先地位。在这个前提下,患者把自己的健康和生命托付给医师,形成了一种契约关系。

第三节 医患沟通与医学伦理学

医学伦理学是运用伦理学的理论、方法研究和解决医疗卫生实践和医学发展过程中的医学道德问题和医学道德现象的学科，它是医学的一个重要组成部分，又是伦理学的一个分支。医学伦理学有四大基本原则：尊重自主原则、不伤害原则、有利原则、公正原则。

▶ 一、尊重自主原则

尊重自主原则是医学伦理学的初始原则，它能够支持许多更具体的道德规则。这种尊重不仅需要有尊重的态度，更需要有尊重的行为。主要表现为医师尊重患者的自主性，保证患者自主、理性地选择诊疗方案。但是患者要实现自己的自主权需要有一定的前提，首先是这种自主需建立在医护人员为患者提供适量、正确且患者能够理解的信息基础之上，其次是患者需要具有一定的自主能力，做出决定时的情绪处于稳定状态并经过深思熟虑，最后一点是患者的自主决定不会与他人、社会的利益发生严重冲突。

▶ 二、不伤害原则

不伤害是医学的基本原则,表现为医务人员在诊治、护理过程中避免患者受到不应有的伤害。但由于医疗的特殊性,医疗的伤害有其必然性,所以,这一原则不是绝对的,比如当妊娠危及胎儿及母亲的生命时,此时会选择使用人工流产术去保护母亲的生命,因此不伤害原则真正的意义在于权衡利弊之后的"利大于弊"。

▶ 三、有利原则

有利原则表现为把患者的健康放在第一位,并切实为患者谋福利。这要求医务人员的行为对患者而言利大于弊,并能在一定程度上减轻或解除患者的痛苦,同时不会给别人带来太大的损害。

▶ 四、公正原则

公正原则表现为医务人员在对患者进行医疗服务中能公平正直地对待每个人,包括形式公平和内容公平。社会上的每个人都有平等享受医疗资源的权利。

五、患者的隐私

患者的隐私是指患者在医疗机构接受医疗服务时表现出的涉及患者自身疾病或健康状况，包括：身体隐私和医疗信息隐私等。隐私权是患者的基本权利。保护患者隐私是临床伦理学尊重原则、有利原则和不伤害原则的具体体现和要求。医疗机构以及医务人员应该立足于维护患者的人格尊严，恪守职业道德，提高对患方隐私权的认知，切实保护患者的隐私，体现真正的人性尊重、人文关怀。

临床医师在整个医疗活动中有关心、爱护、尊重患者的义务以及保护患者隐私的义务。由于医疗活动的特点，医师在疾病诊疗活动中主动或被动地了解患者的病史、症状、体征、家族史以及个人的习惯、嗜好等隐私。医师保护患者隐私应该体现在医疗活动的各个方面：如在进行需要暴露身体隐私部位操作的时候，用布帘或屏风遮挡，并向旁边床位的家属解释清楚让其暂时离开病房；找患者或家属谈及隐私的问题时，要在无其他人员的办公室；对于询问患者情况的人，要问明身份，要视关系而告知；单位体检报告密封好直接发送给个人；等等。患者的隐私在诊疗过程中仅向医务人员公开，医务人员有义务也必须为其保守秘密,维护患者的各种利益。不得以任何方式泄露患者隐私。医师不注意保护患者的隐私,不仅会引发患者心理疾病,还会损害患者的个人名誉。在医疗活动中,医务人员既是患者隐私权的义务实施者,同时也是患者隐私的保护者。

医患沟通是一门艺术,在医患沟通过程中将伦理道德的原则融入其中,并指导医务人员在医患沟通中的语言和行为,从而构建良好的医患沟通氛围,对于个人乃至整个社会的道德提升都具有非常重要的意义。

第四节 国内医患关系现状

当前中国医患关系的现状令人担忧。2000—2015 年以来，暴力伤医事件（指以暴力威胁或其他手段致使医务人员心理、生理受到伤害或使其工作场所造成严重财产损失的行为，包括暴力伤害医务人员身体及生命健康权的行为，侮辱医务人员个人尊严的行为，以及暴力打砸损害医院财产的行为）呈明显上升趋势。最高人民法院通报显示，仅 2014 年，全国法院就审查受理暴力伤医、杀医等犯罪案件 155 件之多。相关研究调查显示，40.7％（该调查共 602 人，其中 245 人曾遭受过暴力）的医务人员遭受过身体暴力，女性医务人员、初级职称的医务人员、门急诊医师更容易成为施暴者的对象，三级医院是暴力伤医事件的多发医院（67.6％）。如此高频率发生的医患暴力冲突事件，严重破坏了医务人员的行医环境，降低了患者的就医体验，干扰了正常的医疗秩序和社会秩序。某学者根据湖北某三甲医院 2014—2017 年发生的 598 例医疗不良事件进行了分析研究，结果显示，导致医疗不良

事件的主要原因为医疗缺陷、宣教和沟通欠缺、管理及制
度缺陷，分别占 33.11％、23.58％、18.39％。医患沟通能
力的欠缺是医疗矛盾产生和发展的重要导火索，提高医
患沟通能力可以很大程度上改善医患关系，减少医患纠
纷，营造良好的医疗环境。

目前，大部分临床医师缺乏医患沟通能力的现状确
实令人担忧。一方面，由于学生阶段，高校对于医学生医
患沟通技能培养的重视程度不够高，更重视专业知识的
学习，而对人文素质修养的提升更多是利用学生业余时
间，因而学生们常常表现出缺乏适应能力和人际沟通能
力，对社会及一般的人文风俗缺乏了解，对医患关系认识
不深，法律意识和风险意识不强，在医患沟通技巧上缺乏
培训。另一方面，低年资医师因为缺乏经验，加之临床工
作量巨大且繁重，临床实践中仍旧以疾病为中心，忽视患
者的心理社会因素。不良的医患沟通不但增加了临床医
师的心理压力，而且有损临床医师的身心健康。如何提
高临床医师沟通技能，建立和谐的医患关系，成为摆在我
们面前的一项刻不容缓的课题。

第二章

医患沟通与交流的基本技巧

希腊医学之父希波克拉底曾经说过："医师有三件法宝——语言、药物和手术刀。"的确，医师的语言就像一把手术刀，既可救人也可伤人。我们常说，沟通是一门艺术，善于沟通的医师不仅能很好地取得患者的信任，而且能帮助患者树立信心，更快地战胜病魔。良好的医患沟通已经成为医师必备的基本技能，是建立良好医患关系、提升医疗服务水平的客观需要。

如今的医疗模式需要医师每天接诊几十名甚至上百名患者，如何在有效的时间里，与患者进行充分的沟通，"会说话"显得尤为重要。因此，想成为一名"会说话"的好医师，首先要了解医患沟通的分类和特征。医患沟通的特征可概括为互动性和主导性。医患沟通的互动性是指医患双方需要的互动、互补和互谅，只要双方是互信的、包容的，就可以减少很多不必要的医患矛盾纠纷。医患沟通的主导性是指医师在医患沟通中承担主要责任，平等看待自己与患者之间的关系，设身处地多为患者着想。

根据不同的途径，医患沟通可分为语言沟通和非语言沟通。

第一节 医务人员的语言沟通技巧

　　沟通一词的英文是 communication，由拉丁语的 communis 一词演变而来，原意是分享和建立共同的看法，在实际应用中，有很多种含义，比如传达、传授、联系等。沟通的一种特殊类型也包括医患沟通。日常的临床工作中，收集患者的资料，了解患者的需要，实施治疗、护理计划，都离不开语言沟通。良好的语言沟通可以让患者在医患关系中感到舒心、安心，增加自信心，这些都有助于诊疗过程的顺利开展。希波克拉底曾经说过："了解什么样的人得病，比了解一个人得什么病更重要。"这句话体现了医患沟通的精髓，在医患关系中，医师要做的不仅是了解病，更要了解人。1950 年，精神分析学家巴林特（Michael Balint）提出："医师本身就是药物。"这一观点的提出，明确了医师自身的能力，特别是沟通能力在医疗活动中的重要作用。现今的医学模式亦从生物医学模式转变为生物—心理—社会医学模式。随着新型医疗的发展，人们渴望医学人文精神回归，新模式下的医患沟通比以往任何时候都显得更重要,医患沟通越来越受到人们的重视。

在临床实践中,医护人员往往需要具备适当的沟通技能,收集患者的各种信息,与患者建立良好的合作关系。虽然在很多情况下,医护人员希望能和患者良好的沟通,但由于忽视在语言沟通中应用一些技巧,使医患之间的沟通效果不佳,甚至还会产生负面的影响。因此,在临床工作中,需要使用恰当的语言沟通技巧,以增加彼此之间沟通的有效性,从而提高整体的医疗水平。

大部分临床交流都是以言语为核心的。症状、既往用药史、家族史、以及社会心理学资料,主要通过语言交流的过程获得。患者的主诉非常重要,因为主诉可以告诉医师为什么患者需要医师的帮助。

那些没有提出自己的问题或者没有说出自己需求的患者,对自己获得关心的满意度以及之后症状改善程度都会降低。Bell 和他的同事(2001)发现,9%的患者会有一个或者更多的没有说出的需求,大部分是因为犹豫是否要把自己的问题向医师提出来寻求参考意见和治疗方式。这些患者往往会降低对医师的信任度。因为这个原因,我们需要对一些细微的线索更加敏感,因为患者很可能有一些对他们来说很重要的问题没有说出。患者没有说出的问题其实跟他们说出的问题同样重要。

"无意说出"或者省略回避说出的话(如一个已婚的人从来没有提到自己的配偶)可能隐藏着一些问题。当这部分问题被发现时,患者就会认为医师非常有才能,并且明白其中隐藏的问题。医师应该常常考虑:"为什么患者会跟我说这些?"即使非常简单、不经意的一句话很可能是患者说出自己最关注问题的方式。如果一个人说:"哦,顺便说一句,我的一个朋友一直都有走路过多时胸痛的症状,您觉得这个严重吗?"这很可能实际是在询问他自己十分关心的问题,只是他不希望直接面对。一个带着孩子来诊室的女人,表面上看起来是为孩子看一些小病,而实际可能是女人在寻找解决她自己苦恼问题的一个机会,孩子只是一张名片,暗示了她需要与医师交流的需求。医师如果对这些细小的线索很敏感,并且鼓励患者说出她自己最苦恼的问题,就会发现良好医患关系的建立可以让今后的交流过程更加开放和直接。

患者离开时的话语,有时候是反映他来看病的主要原因的线索,或者能反映出患者非常关心但出于恐惧心理不能说出口的问题,直到离开时鼓足所有勇气,才说出口。往往表现为最后几近绝望的尝试,因为已走到门口,如果医师对自己问题的反应很不好,可以迅速逃离诊室。

这种隐匿的交流方式的原因是很重要的,而且必须被医师理解和重视。患者由于害怕遭到拒绝或羞辱,他们可能会先用一些小问题测试一下医师的反应,之后才会提出自己真正来看病的原因。医师在看诊过程中必须对患者任何不寻常的举止加以注意(如无意的泄露、预料之外的反应、过分激烈的抵触),而且当一个患者提出一些非常琐碎和看起来不合理的主诉时,医师应该去寻找隐藏在深处的、更有价值的线索来了解患者前来看病的原因。医师在患者离开前常规问一句"还有我们没有涉及的问题或者任何其他需要问我的问题吗?"是一个非常好的习惯。

第二节 医务人员非语言沟通技巧

除了语言沟通之外,还有很多信息都是以非语言的形式传递的,比如姿势、动作、表情等。这些信息对于医护人员与患者之间关系的建立亦是极为重要的,良好的非语言沟通反映了医护人员对患者的尊重,这对于建立良好医患关系起着至关重要的作用。同时,我们也可以从患者的面部表情、体位、身体姿势所透露出来的信息更好地理解我们的患者。

▮▶ 一、非语言沟通

非语言沟通常常以肢体语言作为载体,即通过人的面部表情和肢体动作来传递信息。在日常沟通中,60%～70%的信息沟通可以通过非语言沟通来实现。在医护人员的日常工作中,非语言行为将医护人员的个人品质、修养、学识以无声形式传达给患者。陶行知先生曾这样说过,"演讲如能使聋子看得懂,这演讲之技精矣。"医师若能很好地应用肢体语言,就会让我们的沟通事半功倍。我们可以将肢体语言简单地分解为仪表、姿势、眼神和肢体接触。

▐▐▶ 二、仪表和身体的外观

人的第一印象往往来自外表。医护人员要时刻注重自己的形象,因为医护人员的仪表会影响患者对医护人员的印象。所以,对医务人员而言合理的装扮同扎实的临床知识一样都是工作的需求。

▐▐▶ 三、身体的姿势和步态

一个人的情绪状态可以通过身体的姿态展示出来。自信真诚的人大都挺胸抬头,而自卑虚伪的人往往垂头丧气居多。医护人员一定要明白自己身体的每一个姿势,都是我们内心世界的反映,患者会对我们身体表现出的语言进行解读,从而形成患者对我们的评价。

▐▐▶ 四、目光的接触

"眼睛是心灵的窗户",通过眼睛我们能够观察到别人的内心。眼睛是身体的焦点,瞳孔可以独立运动,所以,眼睛可能泄露最准确的信息。自然的注视可以表示医方对患方的尊重。没有眼神交流、注视别的地方或目光游移不定都是不礼貌、不专注和不真诚的表现。

▮▶ 五、身体的触摸

在人与人交流的过程中,触摸是一种很好的沟通交流方式,能够拉近双方的距离,带来安慰。医师可以在必要时轻拍患者的肩部或触摸患者手背,都会促进医患沟通良好地开展。

▮▶ 六、SOFTEN 法则

如何在一次接诊中恰当地应用肢体语言呢? 这里为大家介绍 SOFTEN 法则(以每一步首字母组合成为 SOFTEN)。

1. S(smile,微笑)

向患者微笑:表达你对患者的关心,微笑还有助于消除患者的抵触情绪。

2. O(open posture,主动倾听姿态)

保持开放的姿势:打开你的双臂而不是交叉抱在胸前,自然地放在扶手上也可以,这都让你看起来很放松,并表示你乐于接受患者,已做好倾听的准备。

3. F(forward lean,身体前倾)

身体前倾:靠近患者而非远离患者,表明你对患者的言语感兴趣,愿意倾听。靠近患者显示了你对患者的好感。

4. T(touch,接触)

与患者握手、轻拍患者后背都表明你关心患者。握手是工作场所得体的身体接触,通过握手,可以向患者传达出鼓励和赞同。

5. E(eye contact,目光交流)

当你的目光自然注视患者时可以鼓励其倾诉,患者感到你认真倾听他的诉说,会觉得你是值得信赖的医师。如果你目光游离,或转向别处,患者会觉得他没有得到重视。

6. N(Nod,点头)

点头表示你认同患者的说法,同时也说明你在认真聆听患者诉说。

第三节 生物—心理—社会模式的沟通技巧

在诊疗过程中,医师除了注意"病"以外,更要坚持"以人为本",重视心理社会因素对疾病的影响,要了解病痛对患者情绪的影响,了解病痛对患者日常生活、睡眠和工作的影响;同时也要了解工作、生活和情绪对症状的影响;我们医务人员在与患者沟通过程中,要通过恰当的方法表达对患者的支持和理解,这样不仅可以加深我们对于疾病的理解,也可以加强患者对我们的信任。BATHE问诊模式是一个可以帮助医师在心理社会层面了解患者、与患者共情、拉近医患距离的有效方法,非常适用于首诊患者。

一、BATHE 问诊模式

1. B(Background,背景)

你生活中发生了什么事情?

2. A(Affect,情感)

这些事情对你的情绪影响如何?

3. T(Trouble,烦恼)

在这种情形下,对你影响最大的是什么?

4. H(Handling,处理)

你是如何处理这种情形的?

5. E(Empathy,共情)

"这确实是一个令人伤心的事情。"

"任何人都会有像你一样的感受。"

"我能理解你的感受。"

二、案例

患者,女性,52 岁,因上腹部隐痛伴嗳气 1 个月来院就诊。

医师:请进!(起立,与患者握手。)张女士,您好!我是周医生。请坐!您今天来是哪里不舒服啊?

患者:大夫,我最近胃部隐隐作痛好久了。

医师:噢!胃部隐痛。还有其他不舒服吗?

患者:经常有嗳气,没有食欲。

医师:那你胃疼、嗳气、没有食欲有多长时间了?

患者:快 1 个月了。

医师:1 个月前工作和生活中发生过什么事吗?

患者:1 个月前,我父亲查出胃癌,并动了手术。

医师:这事对你的情绪影响如何?

患者:我们全家都很着急,我也非常着急。

医师:在这种情况下,对你影响最大的是什么?

患者:一着急就感觉胃部隐隐作痛。

医师:什么东西可以缓解胃部不适?

患者:痛的时候就吃片胃达喜。但还是时常发作。父亲病后我下班还要经常回家去照顾他。

医师:您真的非常孝顺和坚强!忍着胃痛坚持工作还要照顾父亲。

患者:(患者有些感动,并哭了出来)我害怕我是不是也得了胃癌?

医师:(递过纸巾):别担心!您以前做过胃镜检查吗?

患者:从来没有。

医师:您这年龄,我建议您还是先做个胃镜检查。

患者:好的。谢谢您!

三、BATHE 问诊模式应用结果

见表 1 所列。

表1 BATHE 问诊模式应用结果

B(背景)	父亲胃癌手术
A(情感)	着急,焦虑
T(烦恼)	上腹部隐痛
H(处理)	服用胃达喜
E(共情)	对患者表示同情。您真的非常孝顺和坚强！忍着胃痛坚持工作还要照顾父亲

第四节 高效问诊的沟通技巧

问诊是临床医师的基本功,良好的问诊,不仅可以高效解决患者的问题,还可以拉近和患者之间的关系,如何能在短短几分钟的时间内了解患者的所思所想,最大程度去帮助患者呢?

这里给大家介绍一个非常实用的问诊工具:RICE问诊模式。RICE问诊模式可以帮助我们明确患者来就诊的原因、想法、关注和期望。通过RICE模式的应用,可以帮助我们有的放矢地解决患者的问题,既提高工作效率,又关注了患者整体。

▶ 一、RICE问诊模式

1. R(Reason)原因

患者今天为什么来?

2. I(Ideas)想法

患者自己认为是出了什么问题?

3. C(Concerns)关注

患者担心什么?

4. E(Expectations)期望

患者认为医师可以帮助他做些什么?

▶二、案例

想一想,假如门诊一位神色紧张的孕妇向你咨询,你要怎么做呢?

医师:您好,请坐! 有什么可以帮您吗?

患者:我怀孕这段时间老感觉恶心,吃不下。我自己很注意了,婆婆也特别地关心我,变着花样给我做好吃的,但是我就是提不起胃口,看他们辛辛苦苦为我做菜,我真不好意思不吃;但不要说吃了,就是一闻到那个味,我都受不了。所以今天我特意来检查一下,前一个医生说的我也没听明白,我不放心,想再找个医生瞧瞧,这是我的检查报告,您帮我看一下(患者递上以前做的一叠检查结果)。

医师:我看了你的检查报告,都是正常的。

患者:检查报告没问题的话,就说明我没有问题是吧?

医师(身体前倾):是的。那您担心什么?

患者:我是第一次怀孕,没有经验,家里人都很重视。

但我就是吃不下,我现在一点办法都没有。我好担心自己这样子下去宝宝会营养不良。这才刚2个月,10月怀胎这么长让我怎么熬啊!

医师:(轻拍患者的肩膀)您先别着急,许多孕妇在怀孕初期多少都会有恶心的感觉,这是正常的妊娠反应。您平时都吃些什么呢?

患者:伙食挺好的,每天都有鸡汤、鱼汤,反正变着花样地补,但就是吃不下。我觉得自己怀孕以后就出现了各种不舒服。

医师:会的。在怀孕期间,由于激素水平的变化,很多人都会有些不舒服。尤其是像油腻较多的鸡汤,会让人觉得恶心。

患者:怪不得,我以前从来不会这样的。原来是油腻的饮食会让我感觉恶心,明白了。那我以后要注意了。

医师:饮食方面注意一点会好一些,您还有其他方面的担心吗?

患者:我担心我自己吃不下,会影响肚子里的宝宝生长所需的营养。哎,我亲眼看到自己的姐姐流产过。

医师:太可怜了,原来您姐姐有这样的经历,怪不得您会特别关注。

患者:是啊,那件事情给我印象很深,我清楚地记得我姐姐刚怀孕的时候也是经常恶心、呕吐,突然那天她说肚子疼,还流血了。我陪她去检查,医生说很多指标都不好。所以……医生,我的检查报告真的没问题吗?我的宝宝没事吧?

医师(面露微笑):您的 B 超报告、激素水平、电解质都是正常的,目前宝宝很正常,应该没有问题,请放心。

患者:那我到底得了什么病啊?

医师(微微点头):您现在是妊娠期早期反应,很多初孕妇都会有的。您非常关注宝宝的成长啊,我相信您一定可以成为一个好妈妈。

患者:是的,我太想做母亲了,我每天都很担心!

医师:您目前主要的问题是恶心且没有食欲,没有呕吐的症状,检查指标也都是好的,那我们就先从饮食方面做点改善,比如稍微吃得清淡一些,调整好自己的情绪。如果后续有什么问题,随时可以来找我。

患者:好的医生,今天听您这样讲,我就放心了。以前的医生只告诉我没问题就打发我出去了,从来没有医生和我说这么多。谢谢您!

医师(握手):不客气,再见!

▌▶ 三、RICE 问诊模式应用结果

见表 2 所列。

表 2　RICE 问诊模式应用结果

R(原因)	恶心
I(想法)	妊娠反应
C(关注)	担心营养不良影响胎儿
E(期望)	希望缓解恶心症状

第五节　跨文化的沟通技巧

　　医师和患者的每一次谈话都是一次跨文化的讨论。在医患关系中,每个人都是带有其文化烙印的态度、知识和信仰的混合体。种族、性别、宗教、语言、教育和个人经历,对医患关系中双方的期待和行为都有塑形作用。医师对文化的把握基于确切的信息,以便进行准确的诊断和治疗。理解患者的适应过程和文化背景相当重要,医师应该熟悉他们服务的主要文化群体。

　　随着医患关系由父权式向共同参与式的发展,患者对于参与制定自己的治疗愿望愈发强烈,这是个人素质提升和医学进步的必然结果。参与到治疗决策中,可以使得医患成为真正的战友,共同面对疾病,增加患者的依从性,患者会更主动配合治疗,也会比较理性对待未预料到的不良结果。

　　跨文化医学文化模式强调与健康以及疾病相关的文化概念(Kleinman et al.,1978),包括患者对躯体、疾病和治疗的信念和预期。Berlin 和 Fowkes (1983)在临床实践中提出了 LEARN 模式。

▶ 一、LEARN 模式

1. L(listen)倾听

医师首先要站在患者的角度倾听,倾听患者对疾病的倾诉。收集患者所有的健康问题及其对健康问题的认知或理解。

2. E(explain)解释

医师在了解患者对其疾病的看法后,可以有的放矢地用患者能够理解的语言向患者及家属解释对上述健康问题的诊断或看法。

3. A(acknowledge)承认

在医师解释完病情后,承认你的解释和患者的理解之间的相似性和差异性,邀请患者参与讨论,进一步沟通彼此对病情的看法,使医患双方对健康问题的看法趋向一致。

4. R(recommend)建议

医师按所达成的共识提出对患者最佳或最合适的健康教育、检查及治疗建议。

5. N(negotiate)协商

和患者就治疗方案进行沟通,寻找患者能够接受的诊断治疗方式,遵循医学伦理标准,必要时,可以利用患者的社会支持系统。

▶ 二、案例

患者,40 岁,患有糖尿病。

医师(微笑地注视患者):您看起来心事重重,这段时间身体出了什么问题?

患者:医生,我现在担心得不得了,莫名其妙地总觉得饿,还口渴。有天早上我吃完饭没过 1 个小时又想吃了,我寻思着就先去社区医院看一下,结果那边医生说我有可能是糖尿病! 我当然不信,结果检查餐前血糖 7.2,高得不得了! 吓死我了! 难怪我现在这么不正常!

医师(微微点头):哦,您这段时间胃口变大了,总是容易饿还口渴,血糖查出来也是高的。

患者:对的! 我觉得问题都出在血糖上。

医师(身体前倾):您觉得您的血糖为什么会高呢?

患者:不知道啊,我很注意的,平时甜食吃得不多啊!

医师:那您觉得哪些食物算甜食呢?

患者:就是吃起来甜的东西呀,比如白糖、蜂蜜,这些东西我基本都不碰的。

医师:糖尿病的病因确实与生活方式有很大的关联,

尤其是饮食不当和缺乏运动容易引起糖尿病,不过,升高血糖的食物不一定都是甜的,比如米饭、面条、土豆这些都容易使血糖升高。

患者:哦,这样子啊,我在流水线上工作,饭量也蛮大,那会不会与我吃饭吃得多有关系啊?

医师:有一定的关系,摄入体内的糖分如果不能及时消耗掉,血糖就会升高。

患者:哦哦,看来运动很重要啊。

医师(面露微笑):您说得非常对,从目前的情况来看,您的餐前血糖是增高了。已达到糖尿病的诊断标准,建议你可以先从饮食和运动两个方面着手,过一段时间再来复查一下。

患者:我自己也确实没有什么感觉,嗯,是可以先从饮食和锻炼做起。

医师:如果您饮食注意了,同时加强锻炼3个月后血糖还是控制不好,那就要开始服药了。

患者:啊,我还年轻,不想变成药罐子啊,那我在饮食和运动方面要注意什么呢?

医师(轻拍患者的肩膀):饮食方面可以适当减少米饭、面条这一类容易升高血糖的食物的摄入或改吃粗粮,适当地增加高纤维蔬菜的摄入。这样可以帮助您控制血糖,也可以增加饱腹感。运动方面可以先从简单的散步做起,比如每天步行 8 000 步达到轻微出汗状态这样的运动量。

患者:哦,我知道了要少吃大米、面条及甜的东西,要改吃粗粮,多吃蔬菜,还要积极地锻炼。

医师(竖起大拇指):非常好! 您还有什么疑问吗?

患者:请问一下什么蔬菜含有高纤维啊?

医师:您这个问题很好,说明您很仔细,像芹菜、青菜等都属于高纤维的蔬菜。

患者:医生是不是只要我注意饮食,增加运动就一定不会得糖尿病呢?

医师:增加运动和改善饮食习惯对糖尿病是有改善作用的,运动和饮食控制贯穿在糖尿病防治的整个过程中,适当的运动和合理的饮食可以帮助控制血糖,也可以减缓糖尿病的进展。请您在注意饮食和运动的同时也要每三个月来医院检测血糖情况。

患者:好的,我明白了,谢谢医生。

▶ 三、LEARN 模式应用

见表 3 所列。

表3 LEARN 模式应用结果

L	倾听患者的问题
E	解释血糖升高的、可能的原因
A	患者对于糖尿病的疑问
R	对患者提出治疗建议
N	共同协商降糖计划

第六节 综合诊治的沟通技巧

在疾病综合诊治过程中,要把健康宣教融入到日常的诊疗过程中,让患者理解我们说的话。有意识地在每一次诊疗中增加健康宣教。我们在与病人沟通过程中要尽可能地避免使用专业术语,用通俗易懂的语言向患者释疑。

接下来我们介绍一下综合诊治管理模式——RAPRIOP模式。在这套诊疗模型中,包含了对患者的安慰、告诫、处方、转诊、实验诊断、观察和预防七个方面的处理。这七个方面的英文首字母连在一起就是RAPRIOP。RAPRIOP模式非常灵活,可以帮助我们多管齐下地帮助患者。

■▶ 一、RAPRIOP 理论模型

1. R(Reassurance)安慰与解释

患者就诊时往往有不同程度的焦虑、担心,对自己的疾病诊断及预后的想法各式各样。医护人员应首先站在

患者的立场,换位思考理解患者的处境、心情,表现出同理心,通过安慰、解释来消除患者的疑虑与担心。

2. A(Advice)告诫与建议

医护人员可以围绕有关患者健康的生物、心理、社会各方面的问题展开健康宣教,包括:①一般的咨询服务;②不健康行为的干预。我们常常会忽略药物之外的处方,实际上,一张完整的处方应该涵盖疾病预防、行为干预、药物治疗、注意事项等几个方面的内容。

3. P(Prescription)处方开立

用药原则应做到个体化,少而精。每一张处方下达前,医师都要明确用药目的,药物的治疗也要遵循升阶梯原则:可用可不用的药物尽量不用,能外用就不口服,能口服就不注射,能注射就不输液。要高度注意特殊人群如老年人、小儿、妊娠期和哺乳期妇女的用药特点。对于具体疾病的合理用药要及时更新有关疾病的临床指南。后续还应注意药物治疗中可能出现的一系列问题,如副作用、影响检查结果等,医师都要提前告知患者,并在后续随访的过程中格外注意。

4. R(Referral)转诊

经过快速的临床评估如果患者的健康问题超出我们的能力范围,在保证患者生命体征平稳的情况下,可转诊到相关专科,并做好交接工作。

5. I(Investigation)辅助检查

之所以称为辅助检查,是提醒我们一切治疗和诊断都必须以详细问诊和查体为前提,选择辅助检查应遵循以下原则:从简单到复杂,从无创到有创,从便宜到昂贵。

6. O(Observation)观察和随访

随访的目的包括:①明确诊断的需要;②回顾治疗方案是否有效安全,患者是否痊愈,病情是否控制;③了解患者遵从医嘱情况,共同商讨下一步的治疗方案;④慢性病管理中,可以通过随访尽早识别是否发生并发症;⑤反复给予患者健康教育,及时发现潜在问题。

7. P(Prevention)预防

除了本次就诊原因的三级预防,医师要抓住机会对患者进行其他方面的临床预防。除了疾病风险评估、疾病筛检、免疫接种、药物治疗等方面之外,更要注重对患者的健康宣教,尤其要纠正患者的不良生活习惯,如久坐、吸烟、酗酒等。

二、案例

患者,张先生,48 岁,企业高管,体型较肥胖。最近 3 个月活动后出现胸闷、呼吸困难,休息后症状可以缓解,因为工作需要,张先生经常要在外应酬,出现胸闷后,他每天充满了恐惧感。

想一想,假如张先生向你咨询,你要怎么做呢?

1. 问诊

医师:张先生,您有什么不舒服吗?

患者:最近一段时间我身体很不好,有时候吃着饭突然会感到胸闷、呼吸困难,我好怕自己会突然死掉。

医师:您为什么会有这种想法呢?

患者:我的父亲就是因为冠心病去世的,我想我肯定是受了父亲的遗传。父亲生前也经常说胸闷,呼吸困难,我觉得我也快要死了。

医师:听到这些我感到很难过,您现在一定特别担心。

患者:是啊,我现在每天都在想如果自己突然死了怎么办,公司里里外外的事情都少不了我,真的特别特别焦虑。

医师(轻拍患者的肩膀):我非常能够理解您现在的感觉,不过,请您相信,冠心病是一种可以预防和治疗的疾病,只要您养成良好的生活习惯,规律饮食,适当运动,减轻体重,按时服药,冠心病完全是可以预防和改善的。

患者:医生,那我具体需要怎么做呢?

医师:你可以先从生活习惯等方面进行调整,比如减少每餐盐、油的摄入。你平时吃得咸吗?有没有抽烟喝酒的习惯?

患者:我平时口味比较重,因为工作原因总是要应酬,喝酒、抽烟逃不了的。

医师:饮食咸、油腻,还有烟酒都是引发冠心病的危险因素。现在这种情况您最好能吃得清淡些,还需要戒酒、戒烟。

患者:好的,我尽量,但这么多年的习惯还是比较难改的。

医师(轻轻点头):确实非常难,比如您可以尝试每餐少放些油和盐,平时尽量少抽烟,慢慢地向健康的生活方式靠拢。

患者:好的,以后我会注意吃得清淡一些,烟酒能不碰就不碰,应酬可推就推。

医师:你看起来比较胖,平时运动吗?

患者:运动很少,经常要应酬,没时间锻炼。

医师:按照目前的情况来看,您的血压较高,同时,您的父亲有冠心病,您吸烟、饮酒、缺乏运动,这种情况下,冠心病发生率很高,我们需要进一步做些检查。

患者:具体检查些什么呢?

医师:首先测量您的血压、血糖、血脂,它们是冠心病发病的相关因素。此外需要化验您血液中与心脏相关的一些指标,如心肌酶谱,同时还要做心电图检查。针对您运动后胸闷的症状,建议您做运动平板试验和心脏超声检查。心脏超声检查可以了解心脏结构和功能;运动平板试验可以了解运动时心脏冠状动脉的供血情况。

患者:抽血和心脏超声检查我都能理解,但是我现在稍微活动就会胸闷喘不过气,我担心自己做不了你说的平板试验。

医师(微微点头):请您放心,做平板试验会有医生在场的,并且时刻监测您的心电图变化情况,如果您感到不适,也可以随时停止,所以您不必担心。

医师:我先给您做一下体格检查。

患者:好的。

2. 体格检查

T 36.8℃,P 85 次/分,R 18 次/分,BP 150/90 mmHg,身高 170 cm,体重 75 kg,腹型肥胖,焦虑面容。胸部呼吸音清,未闻及明显干湿啰音。心脏听诊未闻及杂音,心界正常,腹部膨隆,无压痛反跳痛,肝脾肋下未触及,双下肢不肿,病理反射未引出。

3. 实验室检查

血常规、肝肾功能、心肌酶谱未见异常。

随机血糖:6.5 mmol/L。

血脂:总胆固醇 6.5 mmol/L,甘油三酯 3.5 mmol/L,低密度脂蛋白 4.32 mmol/L。

心电图:窦性心律。

4. 续谈

患者:医生检查结果出来了,我现在需要吃什么药吗?

医师:您的血压、血脂目前都明显升高,需要积极干预治疗,对于心脏的评估还需要根据您的心超及运动平板试验结果确定。目前我建议您服用降压、降脂的药物。

患者:医生那您看我目前的情况严重吗?

医师(微微点头):我知道您现在一定特别担心,您目前的危险因素较多,肥胖、吸烟、缺乏运动、高血压、高血脂,需要积极干预控制。但是您心脏的具体情况还是需要专门检查之后才能下结论。

患者:我明白了,一定会尽量配合的。

医师(面露微笑):您现在对于冠心病有了一定的了

解，只要您愿意做出改变，我相信您一定会有所改善。现在我先为您预约检查，回去之后如果您有任何不舒服，如胸闷、胸痛加重等，请您及时去上级医院就诊。我先给您开一些降压（氯沙坦钾）、降脂（阿托伐他汀）的药物，加上生活方式的调整，胸闷症状会有改善的，因为您是第一次使用降脂药物，请您在服药一周后来复查肝功能，如果身上感到肌肉酸痛，也要及时来找我。

患者：我知道了，如果再不舒服，一定及时去医院看。

医师：嗯，非常好，除了药物治疗之外，生活方式的调整也必不可少，从今天起，请您减少每餐盐、油的摄入，尽可能要戒烟、少饮酒，增加锻炼如饭后散步等。这段时间内，如果您感到胸闷加重或者病情有新的变化，请及时去上级医院就诊。您看可以吗？

患者：好的，知道了，现在我稍微放心点了。回去以后如果我有什么不舒服一定及时去看，按时服药，不好的习惯也会改。

三、RAPRIOP 模型应用

见表 4 所列。

表 4　RAPRIOP 模型应用结果

R	询问患者对冠心病的理解。安慰患者冠心病是可防可控的疾病,改善生活习惯,只要规律服药,可以很好地控制症状。
A	低盐低脂饮食,戒烟戒酒,适度运动
P	氯沙坦钾 150 mg,1 次/日,口服;阿托伐他汀 20 mg,1 次/晚,口服
R	建议患者做运动平板试验、心超等检查。如服药后出现躯体疼痛等不适,病程中胸闷、胸痛加重,及时去上级医院就诊。
I	血常规,血糖,血脂,肝肾功能,BNP,心肌酶谱,心电图,心超
O	注意胸闷有无加重,病情是否发生变化
P	生活方式:戒烟戒酒,低盐低脂饮食,适当减重。 疾病筛查:高血压、糖尿病、高脂血症等

第七节 对倾听的一些建议

▮▶ 一、找兴趣点

找到和患者共同感兴趣的领域。以开放的心态倾听。保持注意力。不要预设聊天的内容是无趣或浪费时间,这只会阻止你去倾听。

▮▶ 二、听内容

仔细听内容,哪怕他表达得不是很好,比如有些人演讲很精彩,但缺乏内容;有些人虽然表述很无趣,但内容很重要。

▮▶ 三、不评价

克制住不去评估。虽然这很难,但请务必在听完信息之前,不要妄下结论。

▐▌▶ 四、话外音

关注语言之外的信息,我们大多数人都被教导专注于事实,但如果我们只听事实,就可能会忽视一些非语言信息,如患者的表情、肢体动作,这些信息往往也非常重要。

▐▌▶ 五、做笔记

适当地做笔记可以帮助我们去理解和确定信息。

▐▌▶ 六、不分心

集中注意力,克服分心。分心可能由于外在因素如噪声或内部因素如自我的想法。克服外在的因素相对简单,但更重要的是集中注意力克服内心干扰。

▐▌▶ 七、控制情绪

审视自己的情绪。审视自己的情绪可以帮助我们了解自我偏见,更好地去理解事实。

▐▌▶ 八、勤练习

如果实在提不起兴趣怎么办? 有时候,一些话题或内容可能让你觉得特别听不进去,大多数人都会就此放弃,高明的倾听者会将此视为锻炼思维的挑战。

▮▶ 九、积极回应

在倾听的过程中保持积极的心态,你需要投入丰富的情感,通过你的积极反馈,也可以使患者更加精力充沛地进行表达,提供更多有价值的信息。

第八节 以患者为中心的沟通

通常在医患沟通中,医师往往担任谈话的主角,目的在于从疾病和病理学的角度解释患者的症状。这样做就忽视了患者的担心与想法,并且也没有让患者参与决定如何治疗疾病。这种被称为"以医师为中心的谈话方式"被多数患者所接受。然而,这种做法已有所改变。很多患者想对自己的疾病有更多的了解,并想参与治疗方案的制订。以患者为中心的沟通,就是要进入患者的内心世界,透过患者的眼睛看病。现在有越来越多的证据表明,以患者为中心的医患沟通会让患者更满意、有更好的依从性、能坚持治疗,因此也更有利于患者的康复。作为医师,也可以获得更高的满意度、更高的成就感。

以患者为中心的谈话特点如下。

1. 开放式提问

尽量使用开放式问题提问,特别是在与患者谈话的开始阶段;允许患者说话,不要打断他们;避免使用诱导性问题;避免一次问多个问题。

2.倾听患者诉说

人们在沟通交流的过程中,倾听能力是最为重要的。在沟通时,只有我们认真倾听了,才能使沟通变得更有意义。在听的时候,我们不仅仅是听,更重要的是要做一个积极的聆听者,让对方感觉得到你的认同,边听边思考,边听边记录。患者会更加信任那些对自己认真倾听的医师。

3.了解患者的认知

弄清患者的患病经历,弄清患者对其所患疾病的认识,允许患者表达自己的想法(如引起疾病的原因),在患者真正理解他的疾病之前,医师需要多次重复重要信息。

4.通俗的话语

医师最好用非专业的语言与患者沟通。专业词汇很难让患者明白,容易引起患者的焦虑,可能会对疾病及治疗方案产生误解。

5.捕捉暗示

认真听患者的描述,捕捉语言暗示,捕捉患者的非语言暗示并有所回应。患者的恐惧和焦虑会加重他的病情,医师需要识别出那些恐惧和焦虑,帮助患者放松,表现出同理心。

6. 了解患者的期望

医师仅仅关注他认为重要的东西是不够的,还要尽可能地了解患者的期望。

7. 整合各方的力量

随着医学专科化发展,多病共存需要多位不同专科的医师参与到疾病的管理中去。作为主管医师,需要整合各科医师的建议,协助患者理解疾病,否则可能加重患者的不安。

有一个"愿意倾听、花时间解释疑问,能有效整合其全部医疗的医师",并与这样的医师建立良好的关系,是患者最看重的。

第三章

特殊情境下的沟通

第一节 如何告知患方不良医疗信息

不良医疗信息是一种特殊的医疗信息,它指在医疗过程中,人们普遍认为难以医治或预后不良的疾病情况。告知不良消息是医务人员不可避免要面对的难题。面对疾病与死亡,对医师来说,在所难免,甚至司空见惯;但对于患者及其家属,不良医疗信息会使他们不知如何应对;如果医师不能恰当地传递不良医疗信息,带给他们的可能是绝望恐惧甚至出现精神崩溃。那么,医师应该怎样才能有效地减轻或者避免告知不良医疗信息时造成的不良后果呢?美国德州 M.D.安德森医院的 Walter Baile 博士提出了告知患者不良信息的 SPIKES 模式(以每一步首字母组合成为 SPIKES)。这一模式已经在很多医患沟通的培训实践中得到应用,为临床工作带来的积极意义也越来越多地受到各国医务人员的关注。

▶ 一、SPIKES 模式

1. 沟通准备阶段(Setting, S)

选择一个安静的、相对私密的环境,准备一些物品,例如茶水、纸巾、舒适的座椅等;安排一段尽可能不被打扰的时间;负责交代病情、告知患者坏消息的医师应关闭手机、呼机(或将其调为静音),并提前告知其他医务人员自己在哪里,并告诉他们自己与患者谈话期间尽量别打扰自己,确保在谈话期间不受干扰;谈话前,应查阅相关资料,详细了解与病情相关的知识,例如预后、治疗方案等,以便谈话过程中,能充分地告知病情并解答患者及家属的疑问;应适当准备病历资料,诸如影像学报告、病理报告等与病情相关的资料。

2. 了解患方对疾病的认知情况(Perception,P)

了解患者及其家属对疾病的认知程度,询问他们对疾病的预期或者他们已经知晓了哪些内容。这一阶段主要是弄清患方已知信息和不良医疗消息之间的差距;如果患方预期和实际情况之间差异过大,则需要以层层呈递、循循善诱的方式让患方逐渐了解实际情况。

3. 邀请患者一起讨论病情(Invitation,I)

对医师来说,重要的任务就是要明确了解患者希望如何做下一步的处理,是想更深入还是仅停留在目前状态,这样有助于医护人员确定以何种方式告知患者不良医疗情况。

4. 向患者讲解相关知识(Knowledge，K)

患者如果有心理准备就会比较容易接受坏消息。这一步强调患者对病情的认知程度,因为医护人员要告知患者的不良信息,绝大多数取决于患者之前已经了解了什么,从患者希望的"起点"开始告知。医护人员最好先预测患者知道坏消息后的反应,以便能给予患者相应支持,然后再传达消息。可以先用警示性的语言,例如:"非常抱歉,有一个不好的消息要告诉您"。要以患者能接受的语速及使用符合患者社会背景及教育水平的语言逐步耐心地向患者告知坏消息,避免使用专业术语,要做适度的停顿,给患者消化吸收信息的时间,并积极地回应患者的提问。

5. 要有同理心(Empathy，E)

当患者得知坏消息时,他们的情绪反应大都表现为震惊、无助、悲伤、哭泣、否认及愤怒。在这种情况下,医师应该表达同理心,给患者一定的时间以宣泄他的情感。在患者宣泄期间,要让患者感受到医师与患者的共情,例如可以说:"我理解这不是您想要的结果,我也不希望是这样的。"如果患者流泪了,可以通过递纸巾或者一些轻拍肩头、紧握住对方的手等躯体接触体现同理心。

6. 对策(Strategy，S)

在告知的最后,应该给出相应的对策和治疗建议。

▐▶二、实际应用

38 岁的李先生因"刺激性干咳 3 个月、呼吸困难 1 个月"入院,入院查胸部 CT 提示胸腔积液,肺部肿块,抽取积液进行胸水液基细胞检查,发现异型细胞,明确诊断为"肺癌伴胸膜转移"。医师将告知此不良医疗信息给他,以下展示了谈话前的准备过程,以及后续几步的具体谈话内容。

1. 沟通准备阶段

马医师平常工作很忙,为防止在与患者谈话过程中被打扰,谈话时间选择了下班后,谈话地点选择在可保持相对安静与私密的办公室旁的演示教室。他提前准备好纸巾、患者的检查资料,并将手机关机;在此之前,他详细地了解了李先生的病例,查阅了与肺癌相关的诊疗指南,并向上级咨询、请教了李先生的预后、治疗方案,等等,确保自己能够充分无误地告知其病情,一切准备就绪后,邀请患者来谈话。

2. 了解患方对疾病的认知情况

医师(微笑):您好,请坐。

患者:谢谢。

医师:您最近感觉怎么样?

患者:最近总咳嗽,并且开始感觉走路稍微快点就喘气。

医师:您想过可能是什么毛病吗?

患者:我比较担心,尤其最近痰里面出现了血丝,百度了一下,网上说痰里带血有可能是肺癌造成的,医生,我到底得了什么病,最近检查结果有没有出来呀?

3. 邀请患者一起讨论病情

医师:哦,这是您的检查结果,我今天找您来的目的就是想和您来谈一下病情,具体有关您的检查、诊断以及治疗的所有细节,您看可以吗?

患者:当然是越具体越好,我要充分地了解我的病情。

4. 向患者讲解相关知识并表示同情

医师:好的,李先生,非常抱歉,有一个不好的消息告诉您,这次的胸水检查结果显示你的胸水里发现了不好的细胞(递报告给患者看)。

患者(一脸惊恐):不好的细胞是啥意思,难道是癌细胞?

医师:我很抱歉,确实是这个意思,胸水里发现了不好的细胞,再结合您的症状,胸部 CT 的结果,我们基本可以诊断为肺部恶性肿瘤,而且它还跑到了胸膜上,造成您胸腔出现积水。

患者(不相信):医生你确定吗? 我还这么年轻,怎么可能?

医师:我绝对理解这不是您想要的结果,我也不希望结果是这样的,但很抱歉,事实就是如此,我们不得不一起去面对它。

患者(哭泣):我还年轻,怎么会这样……(一阵情绪的发泄,医师保持沉默并耐心地等待患者发泄完自己的情绪)

医师:我能理解您的心情,如果是我,我也会这样陷入崩溃(递纸巾给患者)。

患者:我是不是就快要死了?

医师:不是,我们仍然有很多治疗方案可以去治疗您的疾病,而且治疗效果还是很不错的。

患者(较之前平静一些):医生,得了肺癌是不是要做化疗? 那会不会很痛苦?

医师:化疗过程中会出现一些不良反应,但我们有办法去缓解不适,接下来我们详细谈谈您的后续治疗方案,好吗?

患者:好的。

5. 对策

医师:我们接下来要进一步评估您的病情,做 PET-CT 了解是否已经转移,并且检测您的基因有无突变,若有,我们可以针对性地使用靶向药物治疗,紧接着您要接受第一轮化疗,能够在一定程度上改善您的预后……

患者:好的,我将全力配合医师治疗。

医师:好的,后续如果您有什么问题,都可以来医生办公室咨询我。

患者:谢谢医生。

第二节 如何与传染病患者沟通

传染病患者往往有着这样的矛盾心态，一方面，害怕自己的病传染给亲朋好友而不敢接近别人，更怕其他传染病传染给自己而加重病情；另一方面，他们也十分渴望亲友的陪伴和关心，却又担心别人因为自己有传染病而疏远自己。患者的亲人朋友同事在与患者相处过程中，对这类患者也存在恐惧心理，不敢与他们共同就餐，患者接触过的物品也不敢去触摸。

▶ 一、了解患者的需求

传染病患者需要什么？经调查研究，传染病患者存在的最大心理包袱是恐惧焦虑、急躁敏感、自卑孤独、不安全感和漠然、放任心理。调查表明，患者心理负担最主要的是生活习惯被打乱，不了解自己疾病的信息，所以需要医师加强与患者的沟通，了解患者的疾病和心理状态。传染病患者为什么会产生绝望心理？当患者被诊断为传染病时，就会出现恐惧、自卑的心理，变得沉默不语、厌食,想与家人交流又怕把疾病传染给家人。于是患者认为自己失去了人生的价值,甚至想要轻生。就其原因,一方面患者对传染病的产生、治疗及预后的无知,导致患者内心恐惧。另一方面,患者承受着身边一些人的歧视,心理压力大,很容易产生孤独无助的绝望心理。传染病患者相互之间因害怕交叉感染而疏于往来,往往难以像糖尿病肾病肿瘤患者那样成立糖尿病之友协会、肾病之友协会、抗癌协会等组织,相互鼓励,战胜病魔,所以患者既自卑又孤独,需要患者家属和医务人员都与之沟通交流。

医务人员怎样与传染病患者及其家属沟通?大多数传染病患者都会有不配合治疗的心理,作为医务人员,要像亲人一样与传染病患者沟通,不要歧视他们。同时,医师要认真与患者家属沟通,让患者及家属认识到传染病并不可怕,讲清隔离的意义,并耐心指导他们如何适应隔离后的生活,让患者及家属明白,只有积极配合治疗,才能达到最好的治疗效果。俗话说,病要三分治七分养,患者需要保持良好的心态,才能达到更好的治疗效果,患者家属要多与患者沟通交流,让患者知道家人时刻在关心着他。

医务人员应该怎样为传染病患者服务?医师自身首先要科学地认识传染病,调整自身的心理情绪,与传染病患者保持正常的沟通和交流,全方位了解患者的心理需求。医师还要注意倾听患者的倾诉,多与患者交流,消除患者的孤独感和无助感,对患者多些鼓励和关心,对于患者的疑问及时解答,同时要根据患者的接受能力向患者提供必要的疾病信息,防止患者因为缺乏医学信息而产生绝望心理。如何有针对性地与传染病患者沟通病情对患者的心理影响很大,对性格开朗、健谈的患者,医师采取认真倾听患者讲话的方式,以获取重要信息;对沉默寡言的患者,由于其表达能力差,可采用开放式交流进行引导或询问;对呼吸困难的患者,可使用非语言性交流,用目光手势的方式,传送信息,给予患者信心和力量。

在产科病房中,患者及家属对于传染病患者尤其警惕,一方面,怕刚经历生产之痛的产妇被传染,另一方面,更怕传染给刚出生的婴儿。因此,一旦在病房中发现传染病患者,除了采取有效的隔离措施之外,还要对其他患者及家属做好安抚工作,防止其他患者及家属的负面情绪影响到传染病患者,从而不利于传染病患者的治疗及康复。

医师具备的敏锐的观察力和熟练的医学技术可以充分估计救治过程中传染病患者的心理反应和表现,及时打消传染病患者的悲观绝望的念头,耐心地进行心理疏导,鼓励患者配合治疗,建立信心,医师每一个关怀的动作,患者都会看在眼里,医师每一句体贴的话语,患者都会记在心里,医师也要积极与患者沟通,用真诚的服务,温暖患者的心。作为医务人员,我们要像关心我们的亲人一样关心传染病患者,这对患者建立战胜病魔的信心至关重要。

▶ 二、应用

患者张阿姨特意来到医院感谢李医师。住院医师小美很纳闷:李医师和自己能力相当,平时也不苟言笑、惜字如金,为什么他总能收到患者的感谢呢? 通过和张阿姨的聊天,小美才明白,原来张阿姨年轻时曾经患过梅毒,虽然治愈了,但她每次在医生面前提到这段病史时,医生都用异样的眼光看她,让她无所适从,更夸张的是在一次阑尾炎住院中,医生在查房时不慎将她的梅毒病史泄露给隔壁床患者,导致最后无人敢和张阿姨同一个病房。曾经患过梅毒的病史让张阿姨每次就诊都胆战心惊,充满自卑。但是在李医师这儿就医却很不一样,张阿姨因子宫肌瘤来到李医师门诊就诊,李医师看到张阿姨的既往检查报告后,耐心地跟张阿姨说道:"阿姨,您原来曾经感染过梅毒,不过就目前检查来看,已经治愈了,不用担心。"在张阿姨住院期间,李医师也特别注意保护张阿姨的既往病史。张阿姨没有了既往史给她带来的困扰,在李医师的指导下,身体也很快就康复了。

第三节 如何面对难缠的患者

一、概念

难缠患者通常指那些医师很难与之建立有效的工作关系的患者。然而，与其说“难缠患者”，不如更确切地说是“难缠问题”。患者有问题，医师在解决时有困难。

从医师的角度来看，问题患者有如下特征：因为一些琐碎的小病反复来就诊；有多种症状，所患疾病难以鉴别；慢性疲劳；检查结果阴性；对治疗不满意，特别对治疗过程不满意；依从性不好；不友善或者爱生气；到很多医师那里去就诊；对工作人员很苛刻；不考虑医师的工作时间；服用很多种类的药物；先蛊惑医护人员犯错，然后苛责，喋喋不休；生活中大多操控别人；面对心理医师沉默寡言，不愿交流；对现实情况不了解；一般都有人格障碍，特别是边缘性人格障碍。

最重要的是不要把这种情况误诊为器质性疾病，要考虑到可能存在以下一些隐藏的问题，如焦虑，抑郁，强迫症,双向人格障碍(躁狂抑郁),药物依赖,酗酒,精神分裂症。

▶二、管理策略

Aldrich教授提出了一些适用于没有器质性疾病或精神疾病的"难缠患者"的管理策略。患者是利用他们的症状来维持与医师之间的关系,你只要接受他们的现状就可以了。把患者的症状看作是神经官能症的表现,给出一个初步的阳性诊断——只有在迫不得已的情况下才做进一步检查。为患者制订出一个计划,例如:"庄女士,我决定我们应该每隔1周见面15 min"。在诊疗时,医师要真诚地表现出对患者个人生活的兴趣,比如他的家务或工作等;如果医师对患者表现出漠不关心,甚至是厌烦,就会导致患者不停地抱怨。

▶三、管理方法

1. 谨慎地使用安慰的话

仅仅安慰是不够的,而且要恰到好处。要诚实,而且要保持信任的关系。允许患者合理地占用你的时间。不过要告诉患者,你的时间是有限的(制订规则)。要有礼貌,同时也要果断。避免经常使用方便的治疗方法和安慰剂。要诚实地表明你了解（或者不了解）患者的问题。要牢记,咨询也是一种治疗,只是不开处方而已。不要暗中诋毁其他医师,也不要与患者串通起来损害别人的名誉。

2. 限定目标

有时候,一定要治愈患者的想法是不正确的。无论与患者有多么让人沮丧的关系,都不要抛弃患者。与各种患者维持关系,是医师应尽的义务。即使患者找到了另外的医师诊治疾病,他回来找你时,仍然要接受他。如果你在咨询时感觉很不舒服,那么就应该考虑及早将患者转诊到其他专业医师那里,但是以后还是要与患者保持联系。

你必须接受这样一个事实,那就是:医师对某些人无能为力。

3. 应对患者没信心时的技巧

第一阶段是理解患者的感受　包括完整地在病历上记录相关症状,分析患者的社会心理线索和健康价值观,以及简要和有针对性的身体检查。

第二阶段是扩大工作范围　主要目的是在诊疗时讨论患者情感和身体两个方面的因素,包括重新理清患者症状和主诉的关系,领悟躯体症状与情绪心理之间的关系。

第三阶段被称为确定联系纽带　即用一些简单的教育方法,向患者解释导致躯体症状的原因,比如压力、焦虑和抑郁等心理问题能加重躯体症状。另外,可以举其他病例,来说明患者的病情。

第四节 医疗服务的全员公关意识

▌▶ 一、医疗服务

在医院内,常常遇到一些人问路,问科室及病房在哪里。无论是在去诊室的路上,还是去食堂的途中,只要在医院里穿着白大衣,就很有可能被患者拦下,问一些与病情无关的问题,如"医生,挂号处在哪里?""医生,在哪里留小便?",等等,医师小美也不例外,在她去上厕所的路上就被一位患者拉着询问:"医生,请问我想退费,要去哪里退啊?"小美作为医师,关注的都是医疗方面的事儿,退费这类流程还真是不知道,于是她摆摆手说:"不知道。"谁知患者突然大怒:"收钱的时候都说知道,退钱的时候却都不知道,你们这个破医院,太让人失望了!"小美不明白患者为什么对她的回答反应这么大,事实上,在她之前,已经有两名穿白大衣的医护人员以"不知道"回应了这位患者。虽然这件事不能全怪小美,可显而易见的是小美和医院已经失去了这位患者的信任。

　　作为医院的普通一员，聚焦自己手头的工作，无法顾及全局，有的人确实不了解医院方方面面的流程，但是，站在患者的角度，无论是医护人员还是医院里的保洁、护工都是医院的一部分，应该非常熟悉医院的情况，希望从他们那里获取想要的结果。那该怎么办呢？不见得把所有细枝末节都烂熟于胸吧？试着换种回应方式就好了。彼时小美可以说："不好意思，我不是很清楚，你可以去便民服务中心或者门诊办公室问问。"虽然表面上看来小美没有给出直接的答案，但却给患者提供解决问题的方法，这比生硬地回答一句"不知道"舒服多了。患者对医院的第一印象十分重要，当患者走进一家陌生的医院时，医院的所有员工都可能影响患者的第一印象，所以，除了要注意仪容、仪表外，在患者遇到困难时，医院的所有员工都应当尽可能地提供相应的帮助，这样做，不仅能增强患者对医护人员的信任感，同时还能提高患者对医院的满意度，促进医患和谐。这种病房以外的沟通，涉及到一个重要的概念——全员公关。

　　公关即公共关系，它作为一种管理职能，是一个组织对"无形资产"——知名度、美誉度及组织形象的"管理"。良好的组织形象会给组织带来特定的价值，对外可以创造和谐的外部环境，使组织获得更好的生存发展空间，对内可以提高组织的向心力和凝聚力,使组织内部员工产生一种愉悦感和自豪感,鼓舞员工团结进取,奋发向上。"全员公关"是指在社会组织中所有工作人员都参与公共关系活动的观念。一个组织公关工作的成功,不仅需要专职工作人员的不懈努力,而且需要组织内各个部门和全体人员的整体配合,才能产生出最大限度的群体能量。所以,一个组织,上至领导,下至每一位成员,都是有形无形的公关人员。

对医院这个组织而言,"全员"就包括医院所有的医护和各个岗位的工作人员(包括后勤、保洁、护工等人员)。拿医务人员来说,一年到头地为患者的健康保驾护航,他们的一言一行、一举一动时刻传递着组织形象的信息。倘若人人都具有公关意识,人人都注意组织信誉,时时处处以自己的言行维护组织的形象,那么,就能在社会公众心目中树立起良好的组织形象,达到提高医疗机构总体效益的目的。医务人员具有公关意识,就会提高为患者服务的自觉性,如遇到患者问路,就不会简单用手一指或一抬下巴,而是向患者指出具体路线;若与患者一同乘梯,会让患者先行;在接打电话时,也会注意说话的语气和语调,因为日常工作中的每一个细节都会让人联系到整个组织的形象。

▶▶▶ 二、应用

　　预约产检的准妈妈们第一次这样抱怨医院:"产科的预约电话一直打不通,网上又一直说没资源,是不是不在这里建卡,就没法在这里检查了? 他们这样做是在推诿患者",一位具备公关意识的产科医师刚好路过,听到抱怨后没有视而不见,走向前去向她们解释:"非常抱歉,给你们增添麻烦了! 现在"二胎政策"放开,产科目前就诊、咨询的患者确实很多,就会出现电话占线的情况。如果条件便利、时间宽裕,您可以考虑来医院现场预约,这样也能提前熟悉医院的就诊环境;另外,我院建卡是为了保障孕产妇在怀孕期间能接受正规产检,做好产前保健。而我院的资源有限,首先保证在医院建卡产检的孕妇,故而请您谅解!"准妈妈们听后,心中的不快逐渐平息下来,也打消了投诉的念头,并对医师给予她们的耐心解释及热情帮助表示感谢,后来她们改变了预约方式,定期产检,医师一直尽心尽力地为她们做好宣教指导工作,到最后顺利地生产,医患关系非常和谐,产妇和家属还向产科送锦旗,写表扬信表达感谢之情。

第四章

从心理学视角探讨医患沟通

第一节 掌握心理知识了解患者心理

医务人员要明确患者的角色特点,摆正医患之间的位置。患者是患有某种疾病的人,是"求助者",看病求医是他们的权利,对医护人员来说,应该理解他们的求医心态,摆正自己"救助者"的位置,在医患关系处理中,应该注意帮助患者解决因患病所带来的担忧和困难。要分析患者的心理表现,掌握沟通的主动权。

▮▶ 一、主客观感觉异常与自身价值的态度

患者患病之后,由于病体的反应,角色的变化和心理冲突,主客观感受和体验与正常时有了差异。他们会把注意力转向自身,对自己的呼吸、心跳、胃肠蠕动的声音都异常地敏感,不仅对声、光、温度等外界客观刺激很敏感,就连自己的体位、姿势也似乎觉察得很清楚,有的会出现空间知觉的异常。这时,患者容易出现抑郁、焦虑、激怒或消沉。

■▶二、情绪低落

情绪低落是大多数患者的共同特点,由于轻度低落,运动必然减少,并且少言寡语。

■▶三、孤独无助与被动依赖

患者住进医院病房,周围接触的都是陌生人,产生一种孤独感。由于心理应激的失控,自我价值感的丧失,自信心的降低,患者往往出现自悲自怜的情绪。同时,通过自我暗示,患者会变得被动、顺从、娇嗔依赖,情感变得脆弱甚至带点幼稚的色彩。只要亲人在场,本来可以自己干的事也让别人去做,本来能吃下去的东西几经劝说也吃不下;一向独立性很强的人变得没有主见,一向自负好胜的人变得没有信心。这时他们对爱和归属感的需求增加,希望得到更多亲友的探望,希望得到更多的关心和温暖,否则就会感到孤独、自怜。

■▶四、敏感与疑虑

人有了病,自我价值感必然受到挫伤,自尊心也会不同程度地受到伤害。这时患者较之往常更为敏感,点滴小事也要计较。听到别人低声言语,就以为是在议论自己的疾病,对吃药打针处置检查也疑虑重重。有的凭一知半解的医学和药理知识,推断预后,担心药物的副作用,担心差错或意外不幸降落到自己身上。有些患者文化程度低,缺乏科学的生理、药理知识,当病情和他自己预想的不一致时,便陷入胡思乱想之中,甚至惶惶不可终日。

▉▶五、焦虑与恐惧

医院特殊的生活环境易使患者产生陌生感,患者就诊时会焦躁不安、精神负担过重、悲观失望、愤怒,从而产生恐惧心理。希望对疾病作检查,又害怕检查;希望知道诊断结果,又不敢去看诊断结果。怕痛、怕开刀、怕留后遗症、怕死亡,整天提心吊胆,心理矛盾重重。

▉▶六、期待心理与择优心理

人生病之后,不但躯体发生了变化,心理上也经受着折磨。因此,患者都希望获得同情和支持,都希望能尽快明确诊断和及时治疗,并希望最好的医师为他诊疗,最好的护士为他护理,而且生活上需要照顾,精神上需要安慰,对所患疾病的性质、预后希望得到医护人员的解释,他们寄托于医术高超的医师,寄托于护理工作的创新,寄托于新方妙药的发明,幻想着医疗奇迹的出现。

▐▐▶七、习惯性心理

患者生病初期,因长期生活的习惯定势,缺乏心理准备,往往一时承认有病,一时又常把自己当成健康人。这种心理状态不利于配合治疗,不利于安心养病。可是,当患者一旦适应了患者生活,又往往产生对疾病的习惯性,即按时打针、吃药,按医嘱办事,成了自己的行为模式,总认为自己的病需要长期的休养和治疗。即使躯体疾病已经康复,心理上也总感到"虚弱"。他们在心理上、躯体上又习惯了多依赖、活动少和动脑少等患者生活模式。

第二节 运用心理技巧改善医患沟通

医患沟通是心灵的沟通。医务人员需要针对患者的心理变化学会并掌握一定的心理学技巧,以达到事半功倍的作用。

▮▶ 一、养成记录的习惯

在和患者交流过程中,为了表示对患者意见的重视,在倾听时,医务人员要养成记录的习惯,要边听边记,对患者强调的问题,要反复询问,详细记载,这样做会让患者感到自己得到了尊重,患者会相信自己的意见一定会得到重视。

▮▶ 二、寻找双方的共同点

一般来讲,人们往往都有这样的心理特征,如果在交谈中,能迅速找到双方的共同点,就会很快增加彼此的亲近感,这是所有人的共同心理感受。在和患者沟通中,医务人员要善于通过居住地、爱好、孩子、生活习惯、工作等共同话题,努力寻找并强化双方的共同点,这样一来,就会使患者不自觉地产生一种认同感,增强彼此的信任。

▐▶ 三、缩短心理距离

心理学家通过研究,根据彼此之间的关系密切程度,把人们之间的心理距离分为 3 种。恋人距离:45 cm;朋友距离 0.5~1.5 m;社会距离:1.5 m 以上。根据心理学原理,如果我们在和患者交往中,能够巧妙地"闯入"对方的亲近距离,就会使彼此之间的关系迅速升温。所以,医务人员在和患者相处时,要创造多种机会,"闯入"对方的心理接近区域。

▐▶ 四、加强同伴意识

医务人员在和患者交流过程中,多使用"我们"一词,这样会缩短医患之间的心理距离,让患者产生认同感,这在心理学上被称为"卷入效果"。

▐▶ 五、无微不至的关怀

在面对患者时,如果我们能够及时发现并帮助对方克服、改正一些细微的缺陷或不足,会让对方感到你的关心。比如,为对方拿掉留在衣服上的毛发,帮对方整理一下围巾、衣服,帮对方小孩擦拭一下脸蛋等。这样做会让患者感到,医务人员的关怀是无微不至的。

六、沟通中要善于利用目光语言

医务人员要学会利用目光语言和患者进行沟通。心理学研究证实,目光接触是一种有效的沟通。医务人员如果能够利用查房、治疗、检查等时机,每天与患者目光接触 2~3 s,同样可以达到沟通的目的,使患者感到亲切。

第三节 巴林特小组对于医患沟通
能力的促进作用

当今医患关系的形势要求临床各科医师强化以患者为中心的诊疗理念,加强自身心身技能的修养。沟通能力对医师而言是最为重要的技能。巴林特小组聚焦于医患关系,提高医患沟通能力,促进以患者为中心医疗模式的开展。

巴林特小组由著名的精神分析学家迈克尔·巴林特(Michael Balint)和他的妻子伊妮德·巴林特(Enid Balint)于1950年在英国伦敦创建。每次巴林特小组活动由8~12名医务人员组成,每次小组活动由一位医务人员讲述其在工作中感觉困惑的案例,整个小组活动围绕该案例展开。巴林特将这组医师称为"培训暨研究小组"。一方面,他以同事交流的方式培训医师们更好理解患者和患者症状背后的心理学问题,另一方面,他和他的同事们一起研究"医师的药理学"作用,"医师的作用以及一些不想要的副作用"。他认为,"在临床工作中,医师和患者之间的心理作用比通常的教科书中谈到的要多得多"。他坚信,"这些研究只有实践中的医师能够完成"。在小组中,医师不借助记录而仅凭记忆向小组汇报其与患者的困难。这样,小组成员体会到了案例提供者与患者交往中的情感反应。巴林特强调,不仅自发表达的东西很重要,被遗忘的也很重要。完全按照精神分析的方法,他要求其他小组成员对所提供的案例进行联想,自由表达他们的联想、感受、幻想和看法。他鼓励参与者们"自由地想"(think fresh)和有"犯傻的勇气"。这样坦率对待彼此为小组设定了讨论气氛,让小组成员可以自由表达。案例提供者得到这样一个绚丽复杂的医患关系画面,意识到自己参与在关系中以及自己的作用。他会获得对问题和对患者的新看法。他下次对待患者会不同,患者对医师也会不一样,就好像患者也听到了巴林特小组中的讨论一样。下次谈话时,双方常常能打开僵局,医师对患者又有了兴趣,克服了无助,对治疗有了新的动力。

"为什么尽管双方真诚努力,医患双方的关系常常还是如此不满意和不开心?"巴林特小组会详细地分析每个情形。患者因为不适症状,如疼痛、咳嗽、腹泻等来到医院就诊,熟悉患者的医师常常可察觉到症状背后是否还有别的难处。在小组中清楚地发现,让医师觉得困难的很多是有身心障碍的患者。一个症状消失,又出现另一个。患者提出源源不断的新疾病。如果双方都明白隐藏在症状背后的冲突是什么,并且患者能够通过其他的途径解决困难,那么,他就不再需要就医这个途径了。

医师对患者所呈现的症状的反应是非常重要的。即使医师早已认识到疾病背后的"真正诊断",他也需要时间、合适的机会和有力的证据,去向患者告知他的猜想。然后他仍会对疾病(例如胃炎或扁桃体炎)就事论事地适当治疗,但同时要注意到患者的整体情况,并在适当时候与之讨论。医师的提问为什么让他这么生气?在患者的回答中隐藏着医师可以进一步采取措施的关键问题。

从巴林特时代就曾断言,大约有三分之一的患者是以他们的"神经症"作为问题到医师处就诊的。今天,在我们的临床工作中,同样有如此多的患者带有身心问题。躯体疾病患者因为患病而承受心理压力,此时,治疗应该身体和精神并重。当今,缺乏时间与医师沟通成为只重躯体症状而忽视背后的内心冲突和精神因素的借口。巴林特指出:"医师自身有意识的和无意识的生活态度是一个重要的因素,决定着医师和患者一起走哪条路"。

医师要放下自己的"一切个人看法、无意识情绪、成见等"姿态,他自己的观念同样起着决定性的影响。例如,医师会试图说服患者应该怎么做、应该希冀什么、应该忍受什么。巴林特将此看作是一种干扰,而不利于治疗的成功。医师和患者之间常常会出现关于如何才是正确的生活方式等方面的分歧。巴林特认为,重要的是,医师通过小组活动认识到自己的态度,并通过自省与之保持批判性的距离,以使得他能够对患者的生命态度、文化背景和宗教信仰保持开放的姿态。同时也会使医师的人格产生细微但显著的变化。

目前巴林特小组已成为美国、德国住院医师培训和英国、澳大利亚全科医师培训的必修课程。2005年,同济大学医学院吴文源教授首先将巴林特小组引入中国。2011年,中国巴林特联盟成立,随后,第一届北京国际巴林特小组会议召开。中国在巴林特小组的开展和研究也取得了一些成果。梁红玉研究了巴林特小组对护士的沟通能力的培养;陈华、刘文娟等研究在综合医院如何开展巴林特小组活动;黄蕾、何文娟、汪浩等将巴林特小组创新性地应用于住院医师培养。这些无不说明中国学者对于推动巴林特小组开展的热情和巴林特小组自身的魅力。

巴林特小组提供了一个安全、放松、相互支持的环境,不仅为案例汇报者的困境提供了全新的视角,也让每一个参与者从案例中获益。参与巴林特小组活动可以增进医务人员对患者的理解,从独自面对问题的压力中解脱出来。巴林特小组帮助医师认识到"医师本身就是治疗的药物";学习耐心地倾听,更好地理解患者,从根本上避免问题的发生,帮助医师正视其在困境中的自身感受。进而帮助医师更好地自我调节,避免职业倦怠,发现自身视角的盲点,形成一种积极的思考方式。

我们每一个医务人员在医患沟通中都存在着盲点,通过参加巴林特小组的活动,可以帮助我们拓展自身的视角。随着参与活动次数的不断增加,你一定会受益匪浅,成为善于沟通的医务人员(表5)。

表5 巴林特的小组的流程图

时间 (min)	案例提供者	全体小组成员	小组组长
5～10	介绍案例的重要方面,不是所有的资料都是必需的	倾听,躯体感受,情绪,想法,甚至不寻常的观点	监督时间和内容
≤5	阐明问题	倾听	最多2～3个方面的问题,肯定案例提供者阐明的问题和影响(变化能力)
≤10	回答问题	询问案例的具体客观问题。不要问为什么?你认为……	禁止解释和建议,禁止此时做主观的陈述
30	退后和倾听,不再作任何解释	以第一人称自由表达自己的躯体感受、心理情绪、观点、想法,允许任何事情甚至不寻常的事情发生,如在讨论过程中改变观点	总结,注意前述各个方面,肯定不同的想法,鼓励发言,但保护案例提供者。控制时间和讨论的目标
10	个人总结发言		询问案例提供者"你听到的哪些对你很重要?"
2～3			总结和结束。感谢案例提供者和发言者

参 考 文 献

［1］王锦帆,尹梅.医患沟通[M].北京:人民卫生出版
社,2013.

［2］［英]乔纳森·西尔弗曼(Jonathan Silverman).医患沟通
技巧[M].3版.杨雪松,译.北京:中国科学技术出版
社,2018.

［3］［英]Washer,P.临床医患沟通艺术[M].王岳,主译.北
京:北京大京大学医学出版社,2016.

［4］汤姆比彻姆·詹姆士(美),邱卓思著.生命医学伦理原
则[M].5版.李伦,译.北京:北京大学出版社,2014.

［5］［美]Balint,M.医生、他的患者及所患疾病[M].魏镜,
译.北京:人民卫生出版社,2012.

［6］［德]Heide Otten.职业化关系:巴林特小组的理论与实
践[M].曹锦亚,魏镜,译.北京:中国协和医科大学出版
社,2015.